N° 4   45 Cent.

L'Amour
dans le
Mariage

Hygiène des époux. – L'amour physique. –
Les devoirs conjugaux. – Les fraudes
conjugales. – Les attitudes. – Les rapports
pendant la grossesse. – Les règles.
L'allaitement.

PAR

Le Docteur RHAZIS

EN VENTE CHEZ ;

R, 39, Quai des Grands-Augustins

PARIS

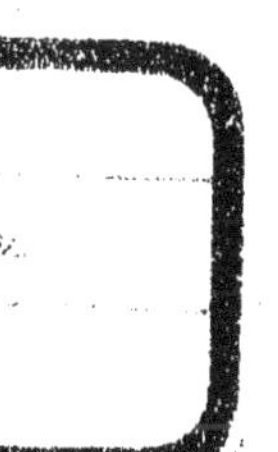

L'AMOUR

DANS LE MARIAGE

Collection de Sciences Médicales Élémentaires

° 4　　　　　　45 CENT.

L'Amour
dans le
Mariage

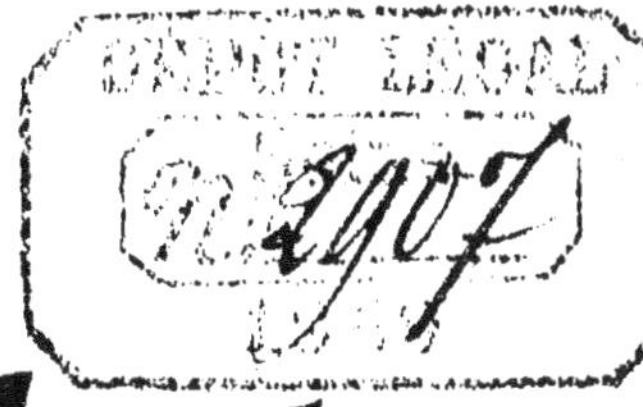

Hygiène des époux. - L'amour physique. - Les devoirs conjugaux. - Les fraudes conjugales. - Les attitudes. - Les rapports pendant la grossesse. - Les règles. - L'allaitement.

PAR

Le Docteur RHAZIS

EN VENTE CHEZ :

De PORTER, 39, Quai des Grands-Augustins

PARIS

L'AMOUR
DANS LE MARIAGE

I

Le Mariage. Loi naturelle

A l'époque de la puberté, l'existence de l'homme semble se doubler ; ses organes, soumis à un développement plus large, sont doués d'une énergie nouvelle ; ses formes, plus nettes et mieux dessinées, font ressortir la beauté mâle et vigoureuse de l'homme et les gracieux contours du corps de la femme. A ce moment, l'enfant est devenu homme, son cœur brûle de tout le feu de la jeunesse, des yeux étincelants trahissent l'ardeur dont il est plein, il sent en lui surabonder la vie ; cette vie qui vient s'ajouter à la sienne, c'est la puissance génératrice destinée par la nature à la propagation de l'espèce. Ainsi, dans la jeunesse, la vitalité transsude de tous les pores, elle déborde l'organisation, elle cherche à se répandre, à se communiquer ; cette richesse, cette exubérance vitale dont la nature a doté les êtres organisés, semble ne leur avoir été données que pour être transmises ; car les désirs, qui surgissent en foule du sein de la puberté, appellent, avec une impatiente ardeur, le rapprochement des sexes, dont le concours est nécessaire à la vie de reproduction.

L'union de l'homme et de la femme est donc fondée sur leur organisation, et le mariage paraît être l'état auquel nous convie la nature.

En effet, il flatte les penchants qu'elle a placés au fond de notre être, il offre aux sens les chastes voluptés de l'hymen, il promet au cœur les joies indicibles du sentiment, il fait goûter tous les charmes de la vie conjugale, et, par-dessus tout, il propage l'espèce et perpétue les sociétés humaines. L'homme plein de force et de vigueur, l'homme condamné à supporter le poids du jour, cherche à s'unir à la femme, parce qu'il retrouve en elle tout ce qui peut adoucir l'amertume de sa condition, tout ce qui peut lui faire oublier ses fatigues et ses peines ; la beauté qui charme, les caresses qui enivrent, les sentiments qui transportent et qui ravivent, le dévouement qui étonne et qui subjugue. La femme, dont la nature faible et délicate a besoin d'appui, recherche la protection de l'homme ; elle se donne à lui et devient un ange d'amour qui répand un peu de bonheur au milieu de la vie austère et laborieuse de son époux.

Pour l'homme, l'amour conjugal n'est qu'une suite continuelle de douces jouissances ; pour la femme, ces jouissances sont le prélude d'une tâche longue, pénible, douloureuse ; mais aussi pour elle, derrière ce triste voile, apparaissent, suaves et riantes, toutes les délices de la maternité. L'organisation de la femme est dominée par les instincts maternels, c'est pourquoi, seule et délaissée, elle est accablée de son impuissance ; c'est pourquoi l'homme, à ses yeux, vaut un monde. L'homme, cet être en qui elle retrouve la puissance de réaliser tous les rêves de son cœur, devient le mobile de ses pensées ; elle est heureuse quand, pour une vie toute d'amour et d'abnégation, elle reçoit une caresse.

Qu'elle est magnifique et touchante la mission de la femme ! Chacun de ses soupirs est un cri d'amour, une aspiration à la maternité, son corps si élégant et si gracieux est un sanctuaire que la nature a formé pour y cacher ses plus étonnantes merveilles, un sanctuaire qu'elle a enrichi d'un trésor de grâces, comme pour entourer ses mystérieux secrets de respectueuse admiration. Telle est la femme dans le plan de la création, alors qu'elle est innocente et pure et qu'elle n'a pas traîné sa beauté dans la boue, ainsi que tous les dons précieux qu'elle a reçus de la nature.

On a souvent discuté qui de la femme ou

de l'homme était le plus voluptueux. Ceux qui ont prétendu que la femme l'est davantage se sont basés sur la sensibilité exquise de ses organes et sur le besoin d'aimer qui est en elle.

Le Dr Lombroso, résout, selon nous, la question. Les opinions contraires sur la sensibilité de la femme dérivent de ce que, chose apparemment contradictoire, l'amour est le fait capital de la vie de la femme. Mais cela résulte moins de ses désirs érotiques que du besoin de satisfaire l'instinct de la maternité. La femme a un érotisme moindre et une sexualité supérieure à l'homme. Il est vrai qu'une fois excitée, elle est bien tenace dans les choses de l'amour, et il y a des exceptions étranges.

Ces considérations nous amènent à penser que les femmes sont moins fortes aux plaisirs de l'amour que l'homme, étant donné la facilité avec laquelle, souvent, elles foulent aux pieds toute convenance, il est admissible que le plus grand nombre ait des dispositions particulières. On voit, en effet, journellement, que la crainte pudique, les lois de l'opinion, l'austérité de la famille, mettent de tous côtés des obstacles pour empêcher la jeune fille d'aimer ; la prédominance du besoin sexuel les renverse tous. De réservée, de pudique, de tremblante qu'elle était, la jeune fille devient subitement passionnée et court sur la pente fatale pour se livrer à l'impulsion de ses sens. Elle quitte, abandonne tout, pour fuir avec un amant, souvent grossier, commun, mais robuste et bien constitué. Education, exemple, rien n'y fait ; une curiosité malsaine la domine, elle éprouve un besoin irrésistible du mâle.

Ne voit-on pas ce qui reste de ce beau sentiment, la pudeur, de cette vertu dont on aime à parer la femme, alors que, la plupart du temps, il est simplement né des convenances sociales ou d'une habitude.

La pudeur ne doit pas être prise pour de la chasteté, mais elle l'accompagne souvent ; évidemment, une femme qui n'est pas pudique au sens du mot qu'on lui attribue ordinairement, n'est pas chaste. Mais il se peut très bien que, dans le mariage, l'épouse, par habitude, abandonne quelque peu de sa pudeur, tout en restant la plus chaste.

Les premiers jours du mariage, la femme est pleine d'incertitude et d'ignorance ; la pudeur règne alors. Ensuite, on sait ce qu'on fait, et la pudeur n'est plus qu'un soin naturel, qu'une contrainte du préjugé. Le naturel revient spontanément ; si la femme est réellement chaste, la pudeur pourra s'affaiblir dans ses manifestations, c'est surtout du mari que cela dépend. Un homme chaste et pudique se conduira de telle façon que sa femme, également chaste et pudique, n'aura jamais devant les yeux d'autres exemples. Si l'époux est vicieux, c'en est bientôt fait de la pudeur et de la chasteté.

Comme nous venons de le dire, la jeune fille la plus chaste devient souvent effrontée après la puberté. En effet, si les vœux de la nature ne sont pas remplis, si, en refusant de satisfaire le besoin impérieux de l'amour, au contraire, on détourne cette surabondance de vie qui cherche à se propager et à se répandre, les organes de la reproduction acquièrent alors une énergie trop considérable, se dérangent par une accumulation du principe de l'irritabilité, et dans leur réaction violente et désordonnée, bouleversent, agitent de leur trouble tous les points de l'organisme.

Cette action des organes reproducteurs sur le système nerveux, cette sensation intérieure constitue l'amour physique : les effets généraux de son intensité dans le célibat forcé et dans la virginité par la crainte des préjugés, ne sont pas exactement semblables dans les deux sexes, et présentent des phénomènes remarquables.

Chez plusieurs animaux, le besoin de se reproduire, le rut et les actions qui en dépendent, ont généralement un caractère remarquable de violence et d'énergie. Dans plusieurs espèces, les mâles n'expriment même le nouveau besoin qui les tourmente, que par des courses impétueuses, des fureurs et souvent même, des convulsions.

Le besoin de l'amour est rarement accompagné, pour l'homme, de circonstances semblables. Cependant, si l'action des parties génitales domine au point de former un tempérament érotique bien caractérisé, si une imagination ardente et un célibat forcé ajoutent à la force de ce tempérament, ses irradiations deviennent bientôt excessives et déterminent un désordre général, des fureurs, du délire et quelquefois même un état d'aliénation.

Les réactions puissantes des organes génitaux ont encore plus d'empire sur la constitution des jeunes. Du moment où cet appareil est entré en fonctions, il envahit, en quelque sorte tout l'organisme, il le gouverne, le modifie et quelquefois le dérange et le bouleverse, soit, parce que non convenablement exercé, il végète et languit, soit parce que irrité, exalté, il communique à toutes les parties et notamment au système nerveux, les troubles et les fureurs dont il est tourmenté. Dans ce dernier cas et lorsque cette exaltation de l'appareil est au plus haut degré, il en résulte ce qu'on appelle la fureur utérine. D'autres phénomènes très variés peuvent être rapportés à la même cause ; différentes observations sur les maladies occasionnées par le célibat ou par les jouissances incomplètes et superficielles du cloître, formeraient une liste considérable.

Malgré les changements opérés dans les mœurs, les médecins ont encore souvent l'occasion de constater, par plusieurs exemples, les effets dangereux et le désordre qui résultent d'une oisiveté absolue, ou d'un emploi non convenable des organes de la reproduction chez les femmes.

D'un autre côté, les premières jouissances, la conception, la grossesse, l'accouchement, deviennent souvent des phénomènes critiques pour plusieurs maladies ; quelquefois même, l'appareil féminin acquiert à l'insu de plusieurs femmes, une énergie, un excès de vitalité, qui devient pour elles la source de plusieurs indispositions. Cet appareil, dans d'autres circonstances, réagit plus fortement à différentes époques, au moment de la puberté, lors de chacune des révolutions menstruelles ; dans le temps critique enfin, c'est en partie à la réaction des organes générateurs que la femme est assujettie à d'innombrables maux.

C'est aussi de la même cause que nous ferons dépendre, plusieurs particularités de l'intelligence et des passions de la femme, et nous ne craignons pas d'assurer que, dès le moment où les organes qui caractérisent essentiellement ces êtres si sensibles, jouissent de toute la plénitude de leurs forces vitales, la femme ne cesse d'être en leur puissance qu'au moment où, devenue inhabile à la vie de l'espèce, elle a subi impunément la révolution de son dernier âge et use paisiblement alors, de la vie individuelle que la nature lui abandonne, et pendant la durée de laquelle, les femmes diffèrent moins, sous tous les rapports du sexe opposé.

Le mariage est une raison de prospérité dans un état ; à mesure qu'une nation marche vers sa décadence, le nombre des mariages diminue. Voyez Rome sous la sagesse de ses consuls, et Rome abattu sous le despotisme de ses Empereurs. Voyez la Grèce, au temps des Aristides, des Léonidas, et la Grèce corrompue du Bas-Empire. Les états despotiques sont remplis de monastères, de mendiants, de religieux solitaires, d'hommes retirés du monde, tous fuient une société sur laquelle pèsent la main des tyrans et le joug de l'arbitraire. Ce fut à la chute de l'Empire Romain que s'établirent, dans l'Orient et dans l'Europe, des milliers de monastères. Comparez l'Espagne, le Portugal, l'Italie peuplés de moines et de célibataires, aux contrées plus septentrionales de l'Europe, telle que l'Angleterre, la Suisse, l'Allemagne, la Hollande, la Suède, etc., où la population s'accroît chaque jour.

Aussi les hommes sont portés au mariage dans les pays libres, pauvres et où les mœurs sont respectées, ils sont portés au célibat là où les mœurs sont corrompues, où règnent le luxe et toutes les superfluités de la vie. Le célibat entraîne à sa suite l'adultère et la prostitution, dont la multiplication dissuade de plus en plus les hommes du mariage. Cette promiscuité des sexes, ôte aux enfants le respect qu'ils doivent à leurs parents et aggrave la dissolution des mœurs jusque dans la racine des générations naissantes.

II

La Procréation dans le Mariage

La procréation est le but essentiel du mariage ; pour procréer, il faut être doué de facultés nécessaires à la procréation ; or, il ne suffit pas que les organes qui concourent à cet acte aient des formes en proportion et les forces requises, il faut en outre qu'il existe entre les époux une certaine corrélation de ces organes, corrélation dont la nature nous cache les lois sous un voile impénétrable.

Il résulte de là que la fécondité des deux sexes peut être parfaite ou imparfaite, c'est-à-dire relative. La fécondité de la femme comparée à celle de l'homme est tout à fait à l'avantage de ce dernier ; l'histoire nous en fournit un très grand nombre d'exemples ; des hommes ont vu s'élever le nombre de leurs progénitures jusqu'à trente et même davantage, après des mariages successifs.

Lorsque, toutefois, la fécondité de la femme répond dans une proportion conforme à son sexe, à celle de l'homme, l'union conjugale devient des plus fertiles. On a vu naître d'un seul couple seize, vingt et même vingt-cinq enfants. Ces faits ne sont pas communs, il est vrai, parce que la faculté productive s'éteint plus tôt chez la femme que chez l'homme et que les premiers soins que celle-ci doit à sa progéniture, absorbe une grande partie des années qui limitent sa fécondité.

La femme la mieux constituée ne pouvant, à moins que de faire des jumeaux, donner le jour à plus de quinze enfants, on ne doit pas être surpris si les unions conjugales ne produisent, dans la règle, que quatre ou cinq enfants par famille. Ce défaut de rapports entre la fécondité des deux sexes, et qui n'en est une que par suite du contrat social, est devenu, probablement, la source du mépris et de l'ignominie dont étaient frappées les femmes stériles chez plusieurs nations.

On évalue généralement les unions stériles à celles qui ne le sont pas comme 10 est à 1000, mais il s'en faut que cette proportion soit partout la même.

Pour mieux apprécier les causes de la stérilité conjugale, on doit les diviser en morales et physiques. Parmi les premières, on remarquera la crainte de procréer. Sans rendre les mariages absolument stériles, elle s'oppose néanmoins à ce qu'il en naisse le nombre d'enfants que chaque couple eut été capable de reproduire. Cette crainte dépend moins souvent d'une gêne, d'une indigence effective, que d'un fond d'égoïsme, augmenté de jour en jour chez l'homme civilisé par les besoins factices qu'il contracte. D'autres fois, et notamment dans les grandes villes, elle tient à la mollesse, à cette vanité de la femme qui lui font appréhender la conception et ses suites, comme pouvant flétrir ses charmes, ou la priver de consacrer à des plaisirs frivoles les moments que les devoirs de la maternité réclament.

Un désir trop vif de procréer devient, chez les époux doués d'ailleurs de toutes les facultés requises, une cause fréquente de stérilité. Une ardeur moins vive dans l'acte copulateur et surtout une introduction moins profonde dans l'instant décisif, rempliraient sûrement le but de tant d'époux dont la stérilité altère la félicité intérieure.

Les effets d'un goût décidé pour les boissons fortes constituent un obstacle réel à la fécondité conjugale. L'homme qui s'abrutit par la boisson s'expose à devenir impuissant ou bien il exerce l'acte vénérien avec une nonchalance peu propre à exalter la sensation de la femme au degré qu'exige la fécondation.

Chez la femme, les excès de Bacchus sont encore moins compatibles avec l'œuvre de reproduction; on sait, en effet, que les spiritueux agissent, à doses égales, avec plus de violence sur la femme que sur l'homme, et quoique celle-ci ne se livre presque toujours qu'en secret à ce goût pernicieux, elle ne le satisfait pas moins avec une assiduité digne d'un buveur de profession. Or, il est démontré que les femmes adonnées à ce vice sont absolument stériles, ou ne portent pas leur fruit à terme, ou bien ne produisent que des êtres faibles et prédisposés à toutes sortes de maladies.

Les obstacles physiques à la procréation sont décrits dans le volume « Impuissance et Stérilité ».

III

Mariages précoces

L'action d'une force ne peut être regardée comme naturelle qu'autant qu'elle est déterminée par une impulsion primitive et que nulles forces étrangères ou accessoires ne font dévier sa direction, tel est le principe fondé en physique comme en morale qu'il est nécessaire de suivre pour les recherches suivantes.

Tout être pour procréer ou pour soutenir sa progéniture doit avoir atteint le comble de ses forces.

On a fondé pendant longtemps l'aptitude à la copulation, et par conséquent à l'union conjugale, sur les changements extérieurs que subissent, à une certaine époque de la vie, les organes sexuels, ainsi que d'autres parties avec lesquelles ils sont en sympathie. Cette supposition, qui a servi de base aux lois matrimoniales romaines et canoniques, semble acquérir de la vraisemblance lorsqu'on a recours à l'analogie dans l'exemple des animaux, qui, parfois se livrent aux plaisirs de l'amour avant d'avoir atteint leur développement complet. Cependant, il ne faut pas oublier que ces faits n'ont pu être observés que sur les animaux domestiques. Échauffés par un travail excessif ou par un repos accablant, exempts d'ailleurs de l'occupation principale qui, dans l'état de nature, peut seule absorber toutes les autres facultés, exempts du soin de pourvoir eux-mêmes, par des recherches lentes, par des efforts pénibles à leur subsistance et à leur défense, tout doit alors se concentrer chez eux, à l'instinct reproducteur et en solliciter l'exaltation. Il est au surplus un phénomène chez les animaux libres, qui ne doit pas échapper, c'est cette quantité de mâles qui se disputent la possession des femelles et qui ne parviennent au but désiré qu'à force de combats dont l'acharnement exige un degré de vigueur qu'on ne doit supposer que chez ceux dont le développement général répond à celui des organes génitaux.

Qu'on admette même, d'ailleurs, que les animaux procèdent à la propagation avant leur accroissement complet, s'ensuit-il que ce phénomène puisse s'appliquer directement à l'espèce humaine dont la perfectibilité, loin de se borner au physique, s'étend en outre sur l'intellect, lequel n'a acquis toute son énergie que plusieurs années après la puberté ? Enfin, si l'on constate qu'il ne faut pas plus de minutes à presque tous les mammifères pour apprendre à se tenir debout, qu'il ne faut de semaines à l'homme, on verra qu'en suivant toujours cette méthode comparative pour les diverses périodes d'accroissement, il sera impossible, si on en excepte quelques climats torrides, où la nature entière est précoce, de regarder raisonnablement, chez l'espèce humaine, la douzième jusqu'à la seizième année, c'est-à-dire l'époque à laquelle les parties génitales des deux sexes, semblent avoir acquis toute l'aptitude mécanique au coït, comme le moment où il convient de les laisser concourir à la propagation.

Ainsi les signes qui dénotent la puberté, même les premiers désirs amoureux, prouvent tout au plus que les facultés productrices arrivent à l'époque de la maturité ; mais que la nature n'y a pas encore mis la dernière main ; et qu'il serait absurde, même dangereux pour l'ordre social, de regarder comme propre à la propagation un jeune homme dont le menton serait couvert de duvet, ou une jeune vierge qui aurait déjà éprouvé quelques excrétions menstruelles. En effet, on voit souvent les marques de la puberté devancer de plusieurs années l'accroissement complet. Cette circonstance peut naître sans doute de causes indépendantes de celles que la nature met en œuvre ; elle pourrait résulter du mode d'éducation, du genre de vie propre aux nations civilisées, qui semblent porter un aliment précoce vers un foyer prêt à s'embraser.

Cependant, comme dans l'ordre naturel des phénomènes qui déterminent l'instant où l'homme peut coopérer utilement à la propagation de son espèce, il existe toujours un certain intervalle, plus ou moins marqué, entre le développement sensible de ses facultés sexuelles et l'époque à laquelle les autres facultés organique et morale répondent à son développement, il devient inutile de ne pas perdre de vue la distinction suivante :

La puberté, chez l'homme, comme chez la femme, est ce développement matériel des organes de la génération et autres parties sympathiquement intéressées qui, lorsqu'il y a lieu, admet la possibilité d'engendrer.

La nubilité, est l'époque de la vie humaine à laquelle l'organisation physique et les facultés mentales se trouvent en harmonie avec la puberté; de manière à ce que sans danger pour leur propre santé, l'homme et la femme puissent produire et élever une espèce à la fois saine, vigoureuse et nombreuse.

Il s'agirait maintenant de préciser l'âge auquel la puberté et par suite la nubilité, doivent être considérées comme naturellement accomplies.

Il est d'observation que, dans les pays chauds, la puberté et la nubilité sont plus hâtives que dans les pays tempérés et surtout dans les pays froids. Entre les tropiques, les femmes enfantent quelquefois à dix ans et vieillissent à vingt. Les climats très froids et humides retardent le développement des facultés sexuelles et l'instinct de la reproduction y est moins prononcé.

En Europe, la puberté se manifeste généralement chez la femme de la treizième à la quatorzième année, et chez l'homme, de la seizième à la dix-septième année. Il ne s'agit plus alors que de peu d'années pour la consolider et amener l'époque de la nubilité, époque déterminée par celle de l'accroissement complet. Elle a lieu, dans la règle, chez la femme, deux ou trois ans, et chez l'homme, cinq ou six ans après la puberté.

Si l'on consulte l'histoire, on trouvera

que, dans les temps les plus reculés, on attachait beaucoup plus d'importance, qu'on a fait depuis, à la puberté et à la nubilité. En effet, les législateurs, les philosophes les plus anciens ont toujours combattu la précocité des mariages. Les lois de Lycurgue sont surtout remarquables à cet égard ; elles défendent aux hommes de se marier avant 37 ans et le permettent aux filles à 17. Xénophon et Plutarque, en cherchant à préciser l'esprit de ces lois, assurent qu'elles étaient conçues pour obtenir des générations plus vigoureuses.

Aristote exigeait que l'homme fut de vingt ans plus âgé que la femme, afin que leur fécondité se perdît à peu près en même temps. Mais aucun auteur ne s'exprime avec plus de sévérité que Platon, en assignant, pour la propagation, à la femme la vingtième jusqu'à la quarantième année et à l'homme la trentième année jusqu'à la cinquantième ; il veut que des enfants procréés au-dessous de cet âge par des personnes soient notés d'infamie.

Tacite rapporte que les jeunes Germains ne connaissaient pas l'amour précoce. « On doit, dit-il, conserver les forces reproductrices jusqu'à ce qu'elles soient mûres. Les femmes sont soumises à la même loi, et l'on attend jusqu'à ce que l'âge et la force des deux sexes se trouvent en rapport suffisant pour procréer des enfants sur lesquels la vigueur des parents soit empreinte. »

Il ne faut pas croire, cependant, que ces lois, que ces idées, parfois exagérées, aient toujours prévalu. On sait combien elles diffèrent de cette partie de la législation romaine qui précise l'âge propre pour contracter mariage, législation conçue à l'époque d'une extrême civilisation et qui, plus tard, fut adoptée sans discernement par les nations dont les mœurs, ni les localités ne se rapportaient à celles des Romains. Ces lois étaient même illusoires, puisque nulle autre loi ne défendait le mariage au-dessous de l'âge statué.

En examinant d'une manière plus particulière les suites que les unions précoces exercent sur la santé, on les trouve déplorables, même chez les animaux.

Chez les animaux, les vétérinaires savent bien apprécier les résultats fâcheux d'un coït trop prématuré. Un étalon perd irrévocablement ses forces, si on lui permet de saillir une jument avant l'âge de quatre ans, terme auquel son accroissement est presque toujours complet.

Si l'on suppose, au contraire, deux individus de sexes différents, chez lesquels ce développement est au terme voulu de la nature, mais qui n'aient pas encore acquis tout le complément de leurs forces morales et physiques, si on les suppose prêts, dans les bras l'un de l'autre, la fougue de la passion les entraînera à des excès que rien ne pourra arrêter, et les facilités qu'ils auront de les prolonger n'en sont pas moins graves, lorsqu'on songe aux pertes et aux fatigues qu'occasionnent la grossesse, l'enfantement et l'allaitement.

IV

Mariages tardifs

Personne n'ignore les révolutions étonnantes que l'âge opère sur les facultés physiques et particulièrement sur celles des organes de la génération. Elles sont plus sensibles encore et plus faciles à apprécier
chez la femme que chez l'homme. En effet,
la cessation de l'évacuation menstruelle constitue un signe certain qu'elle n'est plus propre à engendrer. Des faits nombreux attes-
tent, au contraire, la fécondité du sexe mâle
à des époques de la vie beaucoup plus
avancée et prouvent qu'après le développement de la puberté, il n'est pas de terme
auquel on puisse déclarer absolument

stérile un homme, d'ailleurs bien constitué.

Mais ces faits, seraient-ils plus nombreux encore, ne détruiraient jamais une vérité générale, c'est que l'homme, et encore plus la femme, en contractant un mariage à un âge avancé, ne peuvent plus convenablement remplir le but du mariage, la procréation et l'éducation de l'espèce.

Lorsque des personnes âgées, et par conséquent dépourvues des facultés nécessaires à la procréation, s'unissent par des liens légitimes, afin de se prodiguer mutuellement les soins que la vieillesse réclame et adoucir ainsi les dernières années de la vie, il ne peut résulter d'un semblable contrat d'autres inconvénients pour la société, que celui de favoriser le goût du célibat et de différer l'union conjugale jusqu'à une époque où elle est sans utilité pour la population. Mais, lorsque la femme n'a pas encore passé le terme de sa fécondité, les conséquences des mariages tardifs deviennent beaucoup plus sérieuses. Alors, elle peut, en effet, devenir enceinte à une époque de la vie où sa structure ne se prête qu'avec peine aux efforts de l'enfantement ; les plus grands dangers menacent, dans ce cas, son existence. Devient-elle mère, le fruit de ses amours est très souvent débile, il hérite, pour ainsi dire, en venant au monde, de la langueur de ses parents, ou bien, il devient orphelin avant que son éducation ne soit achevée et reste à la charge de l'Etat, s'il n'a pas une fortune qui le rende indépendant.

V

Mariages disproportionnés

En considérant les mariages d'une manière générale, on découvre bientôt qu'ils ont de graves inconvénients. La fécondité cesse chez l'un des époux, tandis que l'autre jouit de toutes ses facultés génératrices ; aussi ces unions donnent-elles une fois moins d'enfants que les autres.

D'autres fois la stérilité est relative, ainsi que le prouvent ces exemples nombreux de jeunes femmes qui, après avoir passé plusieurs années dans les bras d'un homme glacé par l'âge, deviennent fécondes lorsqu'une nouvelle union leur permet de se livrer aux ca-

resses d'un époux plus jeune et plus vigoureux.

Une autre suite fâcheuse de ces mariages
est la débilité physique des enfants issus de
pareils liens ; quoique ici la jeunesse de la
mère semble contrebalancer la jeunesse d'un
père suranné, on connaît trop l'influence du
sperme sur la formation du fœtus pour admettre rigoureusement cette hypothès^e
qu'une observation journalière détruit d'a-
bord.

La disproportion d'âge dans les mariages
est presque toujours au désavantage de la
femme ; c'est-à-dire que sa jeunesse est
sacrifiée dans la plupart des cas ; l'égoïsme
de notre sexe a même été porté au point de
recommander le rapprochement d'une jeune
femme avec un vieillard, comme moyen de
prolonger les jours de celui-ci. Le corps
d'une jeune fille, dit le Dr Venete (dans son
tableau de l'union conjugale), quand nous
l'appliquons au nôtre, nous communique sa
chaleur, qui est de la même espèce que celle
que nous avons, et l'expérience du roi David

nous fait bien voir qu'il n'y a point au monde de meilleur remède que celui-là. Mais les pauvres filles ne durent pas longtemps, elles donnent aux vieillards ce qu'elles ont de doux et d'agréable et donnent ce qu'ils ont d'âpre et de fâcheux. Lory dit avoir remarqué que la peau des jeunes femmes qui se rapprochent des vieillards, devient ridée et flasque.

L'union conjugale entre un jeune homme et une femme âgée détermine des résultats plus fâcheux encore pour l'ordre social ; on doit même le regarder comme une autorisation au concubinage. Chez le sexe mâle, la vieillesse n'exclut pas absolument la faculté d'engendrer, tandis que chez la femme, lorsqu'elle a passé une certaine époque, elle n'offre aucun espoir à cet égard. Cependant ces mariages, que l'instinct pécuniaire le plus sordide et le plus abject peut seul déterminer, qui conduisent infailliblement l'homme au dégoût et à la débauche, la femme à la jalousie, ces mariages scandaleux sont toujours tolérés.

Il n'est pas sans intérêt de voir de quelle façon les anciens ont envisagé ce sujet.

Lorsque dans Sparte, la femme avait apporté la fortune de ses parents à un homme âgé et impuissant, il était forcé de permettre qu'elle choisit un adjoint dans sa famille, afin de se dédommager de la nullité de son époux.

Les lois romaines interdisaient, dans le principe, le mariage des hommes sexagénaires, ainsi qu'aux femmes de cinquante ans. Par la suite, on modifia cette défense, on fondait cette modification sur la durée plus longue des facultés génitales de l'homme que celles des mêmes facultés chez la femme. Il fut donc statué qu'un sexagénaire, en se mariant, jouissait de toutes les prérogatives civiles attachées au mariage, tandis que la femme de cinquante ans ne pouvait s'unir qu'avec un sexagénaire au moins sous peine, dans le cas contraire, d'être privée, ainsi que son époux, du droit de donation mutuelle et d'héritage.

Il ne serait pas difficile de rapporter un

plus grand nombre d'exemples semblables et qui tous prouveraient que, plus on a approché des temps modernes, moins on a tenu compte de la juste proportion d'âge qu'exige l'union matrimoniale pour devenir profitable à l'État.

Les intérêts personnels du sexe masculin ont été singulièrement préférés au bonheur de la femme et, en excusant les mariages mal assortis quant à l'âge, sous le prétexte spécieux qu'ils étaient utiles au soulagement des infirmités humaines, on a semblé s'occuper plutôt d'une institution de garde-malades que d'époux susceptibles de multiplier une espèce saine et vigoureuse.

VI

La liberté du choix dans le mariage

— Que je suis malheureuse! s'écrie l'amante d'*Emile*; j'ai besoin d'aimer et ne vois rien qui me plaise. Mon cœur repousse tous ceux qu'attirent mes sens, je n'en vois pas un qui excite mes désirs et pas un qui les réprime; un goût sans estime ne peut durer. Ah! ce n'est pas là, l'homme qu'il faut à votre Sophie! Son charmant modèle est empreint trop avant dans mon âme. Je ne puis aimer que lui, je ne puis rendre heureuse que lui, je ne puis être heureuse qu'avec lui seul. J'aime mieux mourir malheureuse et libre que désespérée auprès d'un homme que je n'aimerai pas et que je rendrais malheureux lui-même. Il vaut mieux n'être plus que de n'être que pour souffrir .

Ces accents qui peignent si vivement le besoin d'aimer expriment en même temps le langage de la nature.

L'amour dans sa direction naturelle est une suite nécessaire de cette disposition vitale, par laquelle le physique est préparé à la reproduction. C'est du moment où nous éprouvons la révolution déterminée par cet état, que notre caractère change de forme. Alors chaque sexe s'apprête mutuellement, nous devenons inquiets, distraits, tristes sans cause déterminée ; la chaleur de nos fibres semble s'exalter, nous avons soif de grand air, et nous éprouvons un bien-être indicible lorsque nous nous trouvons en présence d'un sexe différent du nôtre. Dès ce moment, la jeune vierge porte ses regards timides sur les jeunes gens qui l'entourent ; elle établit son choix, bientôt elle a distingué l'amant qu'elle préfère ; c'est lui qu'elle veut pour époux ; lui seul absorbe ses pensées, concentre toutes ses affections ; les autres hommes lui deviennent indifférents, quelquefois même odieux.

Dans le nombre infini de romans que cette situation a fait éclore, on a cherché jusqu'à présent à la fonder sur des causes morales· La conformité des mœurs, des opinions, du sentiment du beau, du sublime, y établissent cette douce sympathie qui ne se borne pas toujours à des sexes opposés. Nul doute que ces conditions ne puissent influer sur l'attachement réciproque, mais ce désir brûlant, pour une personne, moins pour une autre, cette attraction exclusive, l'amour en un mot doit coïncider surtout avec certains rapports physiques, sans lesquels ce sentiment auquel la félicité conjugale se trouve étroitement liée, n'existerait pas. C'est moins dans l'analogie des professions et dans la conformité du trait, que dans l'ensemble de la constitution organique, qu'il faut chercher les rapports qui font naître cette sympathie dont la nature nous offre tant d'exemples et qui n'échappent à quelques yeux exercés que parce qu'étant moins tranchés

de nos jours, que dans l'esprit primitif de la
nature, leurs résultats sont plus difficiles à
saisir. C'est en envisageant l'amour conjugal
d'après ce principe, qu'on s'explique, en
grande partie, l'attachement à toute épreuve,
ou bien l'indifférence, la haine des époux, et
tant d'autres suites physiques et morales,
qu'il serait trop long d'énumérer.

Toutefois, les conditions exactes de cet
accord entre les deux sexes, échappent jusqu'à présent à toute pénétration humaine,
parce qu'elles se fondent sur des caractères
que nos sens perçoivent sans pouvoir les
définir, et dont il faudrait, si cela était possible, chercher la source dans la constitution
élémentaire de notre organisation. S'il en
était autrement, les formes extérieures les
plus belles et les plus régulières décideraient,
sans exception, cet attrait inexplicable; mais
l'expérience ne prouve-t-elle pas par des
faits nombreux que la beauté ne détermine
et ne proportionne pas toujours l'attachement
mutuel ; le sexe, surtout, n'établit-il pas souvent son choix sans pouvoir en deviner les

motifs ? Ce phénomène que de nos temps frivoles on appelle caprice, devrait être respecté comme le langage du cœur, et si ce langage se fait plus souvent entendre chez la femme que chez l'homme, c'est que chez elle, les dispositions naturelles ont résisté plus longtemps aux atteintes de la luxure.

On a proposé le croisement des familles et des races comme un moyen de perfectionner les générations. On ne peut, en effet, nier que la perfection des générations souffre, lorsque l'union conjugale est restreinte à un petit cercle d'individus, qui ne se mêlant jamais à des peuples voisins ou étrangers, se meut continuellement sur le même champ. Il est certain que les vices organiques individuels ne tarderont pas à devenir le partage de la race entière et qu'ainsi naîtront des difformités, des maladies endémiques, dont on chercherait vainement la source ailleurs.

Ce n'est pas la première fois que des vices de conformation acquis, auraient été transmis

des parents aux enfants et seraient devenus des
défauts de la race entière. Buffon a cru remarquer que des chiens auxquels, de génération
en génération, on avait coupé les oreilles et la
queue, produisaient des petits dont ces parties étaient plus courtes qu'à l'ordinaire. On
a constaté que des constitutions tout à fait
opposées, fussent-elles même défectueuses,
s'amélioraient dans les générations suivantes,
et que le mélange avec un sang étranger les
perfectionnait.

L'ensemble des considérations qui précè-
dent, prouve combien il importe de ne pas
gêner la liberté naturelle du choix dans le
mariage et d'empêcher que les parents exercent un empire tyrannique sur la volonté des
enfants.

L'intérêt et l'ambition étant presque toujours les seuls motifs dans les cités qui entravent la liberté du choix, on devrait supposer que celle-ci éprouvera moins d'obstacles
dans les campagnes, mais outre que les
mêmes passions s'y rencontrent, il est des
préventions, des préjugés tout à fait propres

aux campagnards et qui deviennent la cause qu'un grand nombre de filles y restent sans établissement à moins que de contracter une union de pure convenance.

VII

Le mariage au point de vue de la santé.

Lorsqu'on pense combien est grande la secousse que la copulation imprime à nos nerfs, combien il faut de vigueur pour supporter une perte de liqueur prolifique, soit encore les sacrifices physiques et moraux que la gestation, l'enfantement et l'allaitement entraîne, on conviendra sans peine qu'il n'est que l'état de santé qui puisse résister à tant de fatigue et que le plus grand nombre des affections chroniques ne sauraient le supporter. Cette vérité dans son application à l'union conjugale, ressort sous un aspect doublement affligeant. Ici, ce ne sera pas seulement l'époux infirme que frapperont les souffrances, puisqu'elles s'étendront sous plus d'un rapport sur celui qui avait la santé pour partage. Quelles seront, en effet, les jouissances auxquelles pourront prétendre deux êtres destinés à vivre ensemble et dont l'un sera atteint d'une affection grave et rebelle ? Bientôt la crainte de la communication du mal empoisonnera leur tranquillité intérieure ; d'autres fois, les infirmités exaspéreront le moral du malade, il exigera des soins, des ménagements qu'une attention et qu'une patience soutenue ne sauraient toujours, ni deviner, ni accorder ; souvent la faiblesse, la langueur de l'époux valétudinaire, le rendront peu propre à surveiller les intérêts de la famille, les tracas domestiques augmenteront, l'aisance diminuera et la réunion de ces circonstances entraînera l'indifférence, le dégoût, la haine, même le désespoir. Et que peut être d'ailleurs le but d'une semblable union ? Sera-ce la procréation ? Elle n'offre que peu d'espoir à celui dont l'existence est chétive. Sera-ce le désir de satisfaire certaines passions? Mais que peut-on attendre, sous ce rapport, d'un être que son état dispense du premier des devoirs conjugaux? Quelle est donc l'utilité d'un contrat dont l'exécution ne laisse entrevoir, d'une part, que des dangers continuels; d'autre part, d'éternelles excuses? Au milieu de ces entraves, les sens s'excitent, le désir de les calmer semble s'accroître en raison des obstacles, et de cet état de choses naît une situation de l'esprit et du corps que l'on peut regarder comme une source de désordres physiques et moraux qui pèsent sur la société.

Les maladies que l'on considère comme s'opposant plus ou moins aux principaux buts du mariage, peuvent être divisées en deux classes; la première admet les maladies susceptibles de se propager soit d'un époux à l'autre, soit à la progéniture; la seconde est formée de celles qui ne se propagent en aucune manière, mais qui entravent plus ou moins la génération.

La maladie qui, en premier ordre, s'oppose au mariage est la syphilis. La légèreté et la cruelle insouciance d'une infinité de personnes qui, accablées de ce mal, se marient avant d'en être délivrées, est considérable ; et lorsqu'on pense aux ravages qu'exerce souvent ce poison lorsqu'il se glisse dans la couche nuptiale, lorsqu'on songe que jusqu'aux caresses que les parents prodiguent à leurs enfants, peuvent devenir, pour ces derniers, une source de douleur, on doit déplorer, avec raison, la faiblesse des moyens qui restent à l'administration publique de prévenir l'abus révoltant que nous signalons.

Il en est de même des moyens à employer pour réprimer les cas où, par leurs imprudentes débauches, des personnes mariées s'exposent à devenir des victimes de la contagion.

Il faut classer ici la tuberculose au nombre des principales maladies contagieuses. Lorsque deux époux, dont l'un est phtisique, vivent ensemble dans un rapprochement étroit et que surtout ce rapprochement dure

réservatifs pour Hommes

Préservatifs de tous Modèles

En Caoutchouc soie
En caoutchouc dilaté
En Baudruche

RECOMMANDÉS PAR LES SOMMITÉS MÉDICALES

En se servant de ces préservatifs on n'a rien à redouter des contacts impurs et occasionnels. Nous ne vous en présentons qu'un nombre réduit, parce que ce sont les seuls que nous avons reconnus dignes d'être indiqués dans nos livres d'hygiène médicale, tant par leur finesse que par leur solidité à toute épreuve, et nous engageons vivement le jeune homme comme l'homme mûr à se servir de ces préservatifs qui leur éviteront bien des regrets et bien des dépenses.

Tous les préservatifs ci-dessous s'emploient en les déroulant sur l'organe masculin sans aucun autre apprêt.

Le Perfecta, caoutchouc blanc dilaté extra fort. — La douzaine, 4 francs. — Les 3 douzaines, 11 francs.

(Ne pas confondre cet article avec ceux vendus journellement, il est fabriqué sur un modèle spécial à nous et a sur les similaires l'avantage de ne pas serrer l'organe, ce qui rend les autres articles absolument intolérables.)

Le Mignon, préservatif extra fin, indéchirable, le plus confortable des préservatifs connus, c'est un rien contre le plaisir et c'est une cuirasse contre le danger. — La douzaine 3 fr. 75. — Les 3 douzaines 10 francs.

Le Favori, même qualité que le Mignon, mais avec réservoir, indispensable aux personnes qui désirent le « suprême confort » — La douzaine, 4 fr. 75. — Les 3 douzaines, 13 francs.

PRÉSERVATIFS EN CAOUTCHOUC
(Teintés Blanc ou Rose)

Modèle n° 1, la douzaine, 1 fr. 50 — Modèle n° 2, la douzaine, 1 fr. 75
Modèle n° 3, la douzaine, 2 fr. 25 — Modèle n° 4, la douzaine, 3 fr. »
Modèle n° 5, la douzaine, 3 fr. 50.

L'INCASSABLE

Préservatif tout spécialement recommandé

Baudruche blanche de la plus extrême souplesse

Qualité ordinaire.......... la douz. 2 fr. 50 Les 6 douz. 13 fr.
Qualité demi fine.......... la douz. 3 fr. » Les 6 douz. 15 fr.
Qualité fine............... la douz. 4 fr. » Les 6 douz. 20 fr.
Qualité très fine.......... la douz. 5 fr. » Les 6 douz. 25 fr.
Qualité forte et fine...... la douz. 6 fr. » Les 6 douz. 30 fr.
Qualité extra-forte et superf. la douz. 8 fr. » Les 6 douz. 40 fr.
Qualité « Sélect »......... la douz. 10 fr. » Les 6 douz. 50 fr.

Tous ces préservatifs sont d'une absolue solidité ; leur adaptation merveilleuse ne supprime en rien les sensations de l'épiderme des personnes qui les emploient.

(Pour s'en servir, humecter sensiblement l'appareil, à seule fin de lui faciliter l'extrême adhérence).

Nota : Commander toujours une taille légèrement supérieure à celle de l'organe à recouvrir, rapport au rétrécissement survenant de l'humectation des baudruches.

Préservatifs pour Dames

en feuille anglaise extra et à bourrelet pneumatique

« Le Pratique »

Cet appareil tout récemment inventé, est l'un de ceux qui assurent la sécurité la plus complète et la plus absolue sans rien enlever à l'illusion ni aux sensations.

Ainsi que le représente la figure ci-jointe, il se compose d'un bourrelet pneumatique, prolongé d'un tube en caoutchouc très souple et fermé.

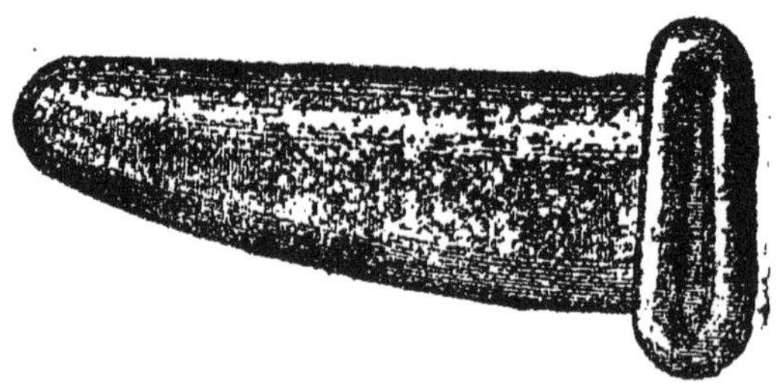

Placé à l'entrée, mais de préférence à l'intérieur de l'organe de la femme dont il possède exactement la forme et la dimension, il reste invisible et reçoit l'extrémité de l'organe de l'homme entre ses parois, préalablement enduites de notre Crème Persane.

« Le Pratique » est donc comme un second vagin protecteur qui garantit la *sécurité complète*, laisse l'*illusion du naturel* et toute à l'*intensité des sensations*.

Prix pour toutes les dimensions : *La pièce*, **5 francs.**

PESSAIRES AMÉRICAINS
ou Préservatifs pour Dames

Pessaires américains en caoutchouc purifié et à bourrelet à air comprimé garantis incassables.

« Le Préféré »

Ce préservatif est sûr et commode, aussi le recommandons nous à toutes nos clientes. Il ne gêne ni l'homme ni la femme.

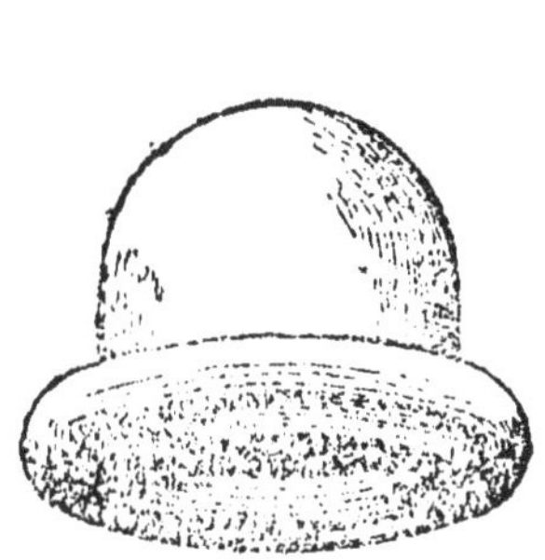

Fig. 1.   Fig. 2.

Il se fait en quatre dimensions, n° 1, petit; n° 2, moyen; n° 3, grand; n° 4, très grand, en caoutchouc rouge ou noir, avec ou sans tirette.

On prend la grandeur qui convient le mieux selon la conformation de la femme.

Prix pour toutes les grandeurs :

En caoutchouc rouge ou noir, avec ou sans tirette.

Un *pessaire pour Dame* « Le Préféré » **2.50**

La boîte de *3 pessaires pour Dame* « Le Préféré » **6.25**

Nous n'insisterons pas sur la qualité de nos pessaires pour Dames, qui sont fabriqués en caoutchouc anglais pur.

Nous les garantissons de bonne confection et d'une solidité à toute épreuve. Les bourrelets sont soigneusement apprêtés, ils sont à air comprimé, leur grande souplesse leur permet de prendre la forme de l'organe. Grâce à la confection scientifiquement combinée de nos pessaires, la préservation est absolument assurée.

Manière de placer le Pessaire « Le Préféré »

A défaut de leçon pratique possible, nous essayerons de décrire la manière de choisir et de placer le pessaire.

Rassembler par une légère pression du pouce et de l'index les deux côtés ou bords pour pouvoir introduire le pessaire facilement, la calotte en dehors, et l'enfoncer autant que possible pour qu'il occupe la position indiquée dans la Fig. 3.

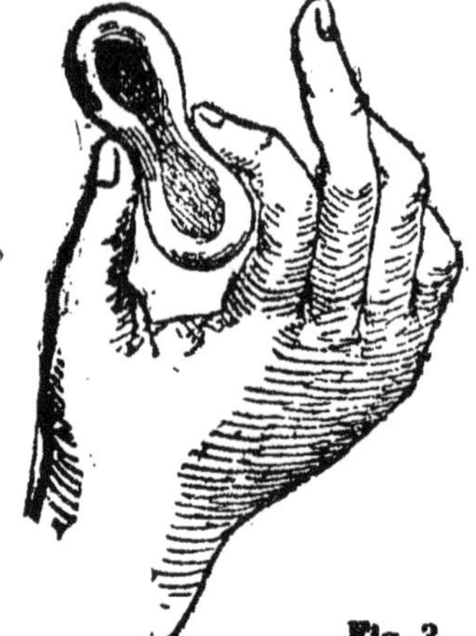

Un Pessaire étant bien placé ne doit gêner en aucune façon ni l'homme ni la femme. Pour cela avoir soin de choisir la taille qui convient le mieux. Avec un peu de pratique, la femme doit devenir habile à placer et à enlever le pessaire, et cela sans efforts.

Un pessaire bien choisi et bien placé préservera toujours.

Pour faciliter l'introduction du pessaire et lui garder sa souplesse, l'enduire d'un corps gras, ou, ce qui est préférable, de **Crème persane**, aseptique, préparée spécialement pour cet usage.

Prix du flacon **: 3 francs.**

Envoi franco.

Fig. 3.

Cette figure représente notre pessaire « **Le Préféré** » mis en place

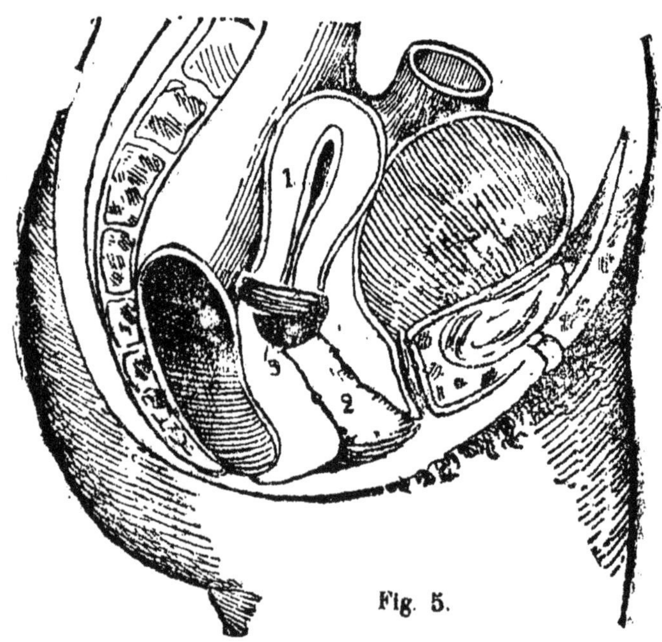

Fig. 5.

Fig. 5. — Nous avons cru inutile de reproduire les organes de l'autre figure, notre but étant simplement de montrer la place occupée par le pessaire. La matrice et son conduit sont représentés par les n°° 1 et 2.

Remarquer dans la Fig. 5, comment vient se placer le pessaire (n° 3); on pourra voir qu'il intercepte le passage des spermatozoïdes dans la matrice.

jusqu'à ce que la maladie ait fait de grands progrès, il n'est pas rare de voir celui qui, jusque-là, se portait bien, perdre sa santé irrémédiablement.

Peu de personnes ignorent que la phtisie exalte l'appétence vénérienne et que, par conséquent, la facilité que donne le mariage de la satisfaire, abrège les jours de l'époux affecté.

La scrofule et le rachitisme sont souvent, s'il est permis de s'exprimer ainsi, des bâtards de la syphilis, laquelle semble, la plupart du temps, avoir contribué à leur origine. Les mères scrofuleuses ne produisent en général que des enfants débiles, valétudinaires, et qui ne sont pas longtemps sans se ressentir de divers maux.

L'épilepsie doit être regardée comme contraire absolue au but du mariage, soit que l'on considère cette affection dans ses conséquences, au point de vue des conjoints, soit qu'on la considère sous celui de la progéniture. Si, chez des personnes irritables, le seul coït peut déterminer des acètes épileptiformes, ne doit-on pas, à plus forte raison, les entretenir et les exaspérer chez celles dont la maladie est déjà développée ? Aussi, une suite des plus ordinaires du coït chez les épileptiques est-elle l'accablement, la langueur, l'imbécillité et la mort, ou, du moins, une impuissance complète et incurable. Cette dernière circonstance est, chez l'épileptique, le résultat le moins variable d'un coït répété, et cette seule raison suffit pour établir l'incompatibilité de ces malades avec le mariage.

L'aliénation mentale, l'idiotisme, les vices de conformation, sont autant de cas qui appartiennent à la médecine légale et qui, dès lors, ne sauraient être discutés ici.

VIII

L'Amour conjugal

Il est extrêmement rare que l'époux arrive vierge au mariage, quoique le fait se présente quelquefois.

L'avis de la majorité des hommes, et souvent aussi des femmes, est qu'il est nécessaire que le mâle soit initié, conscient de son rôle pour le bien remplir, ainsi que pour inspirer un amour durable à sa compagne.

L'on dit de même qu'il est préférable que le célibataire ait connu de nombreuses amours, afin qu'ensuite revenu de ces curiosités, il fasse un mari sage et rassi.

Un romancier a mis en scène, dans un ouvrage, le ménage de deux jeunes époux vierges qui s'adorent. Néanmoins le mari se laisse prendre aux pièges d'une belle-sœur effrontée. Conclusion : il est périlleux de marier un homme sans qu'il ait l'expérience de la vie et la satiété de l'amour.

Les adversaires de cette théorie disent que cette soi-disant expérience a le défaut de donner à l'homme l'habitude et le besoin de l'amour et du changement. Une fois marié, le besoin d'amours nouvelles se fera tout aussi bien sentir et il lui faudra être infidèle.

En somme, chacun conclut à l'impossibilité pour l'homme de tenir l'engagement qu'il prend devant la loi vis-à-vis de son épouse.

On accorde avec raison une immense importance à la première nuit de noces, dans l'existence conjugale.

C'est, en effet, une épreuve terrible à tous les points de vue. C'est la première fois que les époux s'aperçoivent, dans un déshabillé révélateur, et que l'usage leur commande, ce que les mœurs leur ont défendu jusqu'alors.

Le rôle de la femme, tout passif, est aisé, celui du mari, actif, est fort difficile. Et cela, d'autant plus qu'il ignore qui est moralement et physiquement la jeune fille qu'il vient d'épouser.

Heureusement que l'homme a pour lui sa vanité et son aveuglement qui lui permettent d'exécuter avec hardiesse, et parfois sérénité, son rôle, dont il n'aperçoit ni les maladresses ni les inconvenances.

Très rarement, l'époux d'une jeune femme demi-vierge a connaissance de la qualité de celle-ci, elle a joué devant lui tout autre rôle.

Et devant cette initiée, il se comportera comme s'il était devant une enfant très pure, ne s'apercevant pas de la curiosité amusée et goguenarde qui l'épie, le compare et le juge souvent dédaigneusement.

En réalité, il faut avouer que l'époux est presque toujours au-dessous de son rôle, si délicat et si périlleux.

Il se montre gauche, grossier, sans passion, avec seulement des appétits répugnants. Il croit bien faire en épargnant à sa compagne tout ce qui justement lui ferait oublier, ou pardonner l'odieux de la copulation subie sans passion, sans fièvre, avec uniquement la douloureuse impression du premier accouplement.

La lune de miel est pour beaucoup une amère dérision. Unis par convenance, ils se heurtent, se choquent à tout moment ; les époux qui n'ont point encore pris l'habitude conjugale, courbé leurs fronts sous le joug machinal, éprouvent souvent une réelle angoisse devant la perspective de leur vie.

D'autres, au contraire, paraissent, pendant ce temps privilégié, jouir d'un bonheur qu'ils ne retrouveront point plus tard.

C'est une trêve, un moment où les époux ne se montrent point encore leurs défauts, leurs tares, où l'on dissimule presque autant que durant les fiançailles.

Enfin, il en est qui se laissent aller tout simplement à la griserie de l'amour, soit qu'ils se plaisent auparavant, soit qu'ils ne se déplaisent point assez pour que l'union physique, avec ses lois brutales, ne puisse les décevoir.

Certains sont d'avis que la lune de miel influe d'une façon décisive sur l'avenir du mariage, c'est une assertion qu'il est permis de mettre en doute. Tout s'efface et s'oublie. Une lune de miel délicieuse ne suffira pas pour dorer une existence éprouvée par la suite ; une lune de miel manquée, sans entente, soit affectueuse, soit voluptueuse entre les nouveaux époux, ne saurait empêcher l'habitude conjugale de les prendre avec douceur si leurs angles sont destinés à s'arrondir.

IX

Les devoirs conjugaux

Il est très rare que les rapports machinaux commandés aux époux par les mœurs, la difficulté de s'y soustraire au moins au début du mariage, ne créent pas entre les conjoints même indifférents, ou légèrement hostiles au début, une sorte d'amour spécial peu tendre, mais très tenace, souvent l'époux et l'épouse ont fait un mariage de convenance, sans aucun amour et se mentent sur tout ce qui les concerne, avec la seule illusion d'abuser l'autre. Et ils continuent à cheminer en ne s'avouant rien, en restant le cœur absolument fermé, et pourtant les liens charnels qu'ils resserrent sans passion créent entre eux un

lien d'instinct, de camaraderie muette extrêmement puissant. Ils sont époux dans toute
la force du terme.

Il n'est pas fréquent que les relations
sexuelles exaspèrent la femme, à moins qu'elle
n'ait dans le cœur et la chair l'image d'un
autre homme que son mari. Sans y prendre
un goût très vif, elle s'amuse généralement
de l'amour conjugal et les illusions que fata-
lement elle a sur son mari l'aident à s'y in-
téresser.

X

L'Épouse dans l'intimité

Un grand nombre d'individus considèrent comme une faute d'initier leurs femmes aux raffinements du plaisir et croient qu'avec elles, le bonheur conjugal repose sur l'austérité.

D'après les préceptes que les religions ont édictés et que l'on suit avec plus ou moins de précision, l'épouse ne connaîtra du rapport sexuel, qu'à peu près, ce qu'il a de pénible ou d'indifférent pour elle.

Après de chastes caresses qui ne sauraient émouvoir son sexe, l'épouse reçoit l'offrande conjugale, puis les épais vêtements de nuit se referment et c'est le sommeil. Le plus grand plaisir devra être la maternité.

Quelques femmes acceptent avec plaisir ce rôle, beaucoup s'y soumettent machinalement ; quelques-unes feignent de l'accepter et cherchent autre part de meilleures émotions ; par ci par là, une s'y soustrait avec éclat.

Beaucoup d'hommes, soit pour leur satisfaction particulière, soit de crainte d'être trompés, font de leur femme leur maîtresse, c'est-à-dire que, loin de la traiter dans l'intimité avec respect et réserve, ils l'initient à toutes les jouissances que l'on goûte auprès des professionnelles de l'amour. Ceux-là, créent en elles un être, en somme un peu fictif, uniquement bon pour le plaisir ; ils suppriment, ou détournent en elles, le sentiment de la maternité.

Un grand nombre de femmes imaginent que dans cet état réside la suprême félicité conjugale et sont fières d'incarner, pour leur mari, la femme, l'amour.

Atteignent-elles par là un suprême bonheur ? Ont-elles lieu de se réjouir et de s'enorgueillir de cette façon de comprendre la vie conjugale ? C'est ce qu'il est bien difficile de déterminer rigoureusement.

D'une façon générale l'on peut dire que l'amour sensuel, les relations d'amour entre époux, ont autant de fragilité, malgré le lien conjugal, que lorsque cet amour et les relations ont lieu librement et en dehors de toute attache légitime.

La volupté dans laquelle deux êtres communient, n'a qu'un temps forcément court et si cet amour sensuel n'est pas accompagné d'une affection, d'une amitié qui est absolument distincte, le jour où il s'évanouira, il ne laissera aucun lien entre les époux.

Ce serait une profonde erreur de croire que des souvenirs de sensualité, une fois la chaîne rompue, puissent rattacher deux individus l'un à l'autre ; ils ne seront, au contraire, qu'une cause de froissement, de rancune, de subtils griefs pour les complices déliés.

Pour ne pas s'exposer à d'amères déboires, il faudrait admettre que l'amour dans le mariage, que le fait que ces époux soient amants pendant un temps plus ou moins considérable, peut leur apporter des joies aiguës, des sensations, des émotions extrêmes, mais que cette compréhension des relations conjugales, n'a aucune chance d'assurer, ni à l'homme, ni à la femme, un bonheur stable et durable.

Au point de vue du mari, une question se pose, la femme maîtresse de son époux, sera-t-elle pleinement satisfaite par les joies qui lui seront procurées. Ou celles-ci l'inciteront-elle à en désirer d'autres plus parfaites encore, ou simplement nouvelles ?

L'amant légitime ne donnera-t-il pas à sa femme le désir et le besoin d'autres amants ?

La réponse que l'on doit faire diffère naturellement selon le caractère et le tempérament de la femme en cause, pourtant, en général, l'observation prouve que la pratique et la volupté légitime est loin d'être un préservatif pour la vertu.

La femme amante de son mari, a beaucoup

plus de chance d'en arriver à souhaiter les émotions d'un autre amour que l'épouse froide et chaste.

Au point de vue de la femme c'est une autre question. Un mari sera-t-il plus fidèle à une épouse maîtresse qu'à une femme austère, se refusant aux suprêmes voluptés ? Le plus souvent, oui, quoique évidemment ce ne soit pas une garantie absolue, ni surtout durable pour l'épouse jalouse.

XI

La femme après le mariage

Enfin, la jeune fille a vu satisfaire ses désirs les plus ardents en recevant le nom de femme, objet de tous ses vœux et de tous ses soupirs, et en se condamnant elle-même à vivre dans une douce sujétion avec l'homme de son choix, elle n'a fait que répondre à la voix de son cœur et suivre l'impulsion de la nature qui lui montrait cet état, comme le seul où son sexe peut espérer rencontrer le véritable bonheur.

Mais la transformation de fille en femme ne consiste pas uniquement dans la défloration, elle imprime à l'ensemble de l'économie une modification remarquable, indépendante d'une foule d'affections ou de dispositions maladives qu'elle a fait disparaître.

Les premières jouissances de l'amour augmentent l'énergie du système circulatoire sanguin ; de là, les vaisseaux essentiels portent la chaleur et la vie dans toutes les parties du corps. La satisfaction des désirs et des besoins à laquelle conduit le mariage donne une nouvelle disposition aux facultés intellectuelles.

Cette jeune femme, naguère si timide, devient moins embarrassée, sa timidité se change en assurance, en hardiesse au besoin, sa démarche est moins gênée ; sa conversation, sa voix même, moins incertaine et son maintien plus délibéré. Elle est maintenant, par rapport à la jeune vierge, ce que l'homme est à l'égard de la femme, ou l'adulte à l'égard de l'enfant. Mais cette nouvelle disposition, cette nouvelle expression imprimée à toute son économie, est le résultat de la position avantageuse, dans laquelle se trouve son corps, qui remplit librement ses fonctions pour marcher droit au but que la nature lui a assigné.

Mais, c'est en vain que la jeune femme satisfait ses désirs et que, dans la joie de son triomphe, elle a dérobé à tous les regards quelques ornements dont la couleur attestait naguère sa condition de vierge, la nature n'est pas encore satisfaite, la réunion des sens et les jouissances qui s'y trouvent ne sont qu'un moyen qu'elle emploie pour arriver à la reproduction de l'espèce, objet exclusif, le terme même de toutes ses vues.

XII

Rapports sexuels durant la grossesse

Les rapports sexuels doivent être pratiqués avec douceur et de grandes précautions pendant la grossesse, mais il n'est point absolument nécessaire de supprimer le coït durant cette période, du moment que la santé de la femme est bonne et le cours de sa grossesse normal.

Lorsque les époux sont amoureux l'un de l'autre et habitués à des rapports fréquents, il pourrait être pernicieux pour tous deux de les supprimer brusquement. Néanmoins, il convient de les espacer peu à peu, à mesure que la grossesse s'avance. A la fin du septième mois, le coït peut provoquer un accouchement prématuré, si le mari ne prend pas de ménagements.

Pour accomplir le coït, l'homme se placera de côté ou derrière la femme, évitant soigneusement de peser sur son ventre ou de l'inciter à des mouvements brusques.

Les jouissances sont plus pernicieuses pour l'allaitement que pour la grossesse. Il n'est pas rare de voir l'enfant vomir le lait maternel, monté après un coït voluptueux, ou souffrir d'une diarrhée passagère et violente.

Le moyen d'éviter ces accidents consiste à ne se livrer au coït que plusieurs heures avant la tétée, et s'il a été particulièrement voluptueux pour la femme, de tirer des seins le lait au moyen d'un appareil à cet usage.

Il est inutile d'insister sur ce que pendant l'allaitement l'on devra exercer une sévère prophylaxie anti-conceptionnelle afin de ne pas courir le risque d'une seconde grossesse, venant contrarier l'allaitement et même le supprimer.

Après l'accouchement on ne devra jamais pratiquer le coït qu'après deux mois, afin d'éviter de porter le trouble dans les organes non entièrement remis de leur rude épreuve.

XIII

La Copulation en dehors du mariage

Il paraîtra paradoxal, au premier abord, de ranger la copulation extra-matrimoniale parmi les causes susceptibles d'entraver la reproduction de notre espèce, rien n'est cependant plus fondé lorsqu'on rapporte cette manière de voir à notre état social et qu'on se rappelle ce qui a été dit au commencement de cette étude. Les détails qui vont suivre feront encore mieux ressortir la vérité de ce principe.

Nous n'entreprendrons pas de considérer la copulation extra-matrimoniale dans tous ses rapports avec l'ordre social, nous devons, au contraire, nous borner à saisir ceux qui sont du ressort de l'hygiène publique.

Ici se présentent deux conséquences gé-

nérales : l'une découle des entraves que des
lois, des institutions et même des opinions
plus ou moins raisonnées, opposent à la ten-
dance naturelle qu'a notre espèce de se
reproduire ; l'autre est une suite nécessaire
de ces mêmes lois, institutions et opinions.
A la première appartiennent tous les écarts
auxquels peuvent se livrer les personnes dont
l'honneur, la réputation et la fortune ont été
compromis par l'assouvissement de l'instinct
de reproduction. Ici, se présentent l'avorte-
ment, l'infanticide et leurs suites et l'autre
conséquence, dont nous allons parler, se
rapportant à la prostitution et son résultat le
plus fatal : la propagation du mal vénérien.

De tous les temps les hommes ont été
convaincus que le mariage était une institution nécessaire au maintien de la société et,
par une conséquence qui dérive naturellement de ce principe, le libertinage a dû être
considéré comme nuisible partout où il a
existé des lois matrimoniales.

En effet, lorsque dans un État il exerce sa
funeste influence, on remarque que le nom-

bre d'hommes qui désirent satisfaire leurs sens est toujours supérieur à celui des femmes qui se livrent à leurs transports ; d'où il résulte une sorte de polyandrie essentiellement contraire aux lois de la propagation.

Que les femmes les plus exposées à la séduction sont, dans la règle, celles qui offrent le plus de perfection physique, leur prostitution porte, en conséquence, les coups les plus sensibles à l'amélioration de la race.

Que la débauche énerve la force virile par les excès de ceux qui s'y livrent.

Que les femmes libertines cherchent à éluder le but de la copulation, non seulement parce que la grossesse trahit leur conduite et porte atteinte à leur fraîcheur, mais encore parce que le repos qu'exige les derniers temps de la grossesse et l'enfantement exposent souvent les malheureuses à l'indigence, aussi compte-t-on, en général, que deux mille femmes publiques ne produisent que deux ou trois enfants par an.

Que lorsqu'une prostituée aperçoit les premiers signes de la fécondation, elle n'en continue pas moins à se livrer au premier venu, duquel on ne peut attendre les ménagements nécessaires qui osent la tenter.

Que l'abus des femmes conduit souvent les hommes par les divers degrés de la satiété et du dégoût à des excès que la nature réprouve.

Que le petit nombre d'enfants issus des prostituées ont rarement la force et la santé dont jouissent les fruits d'une union légitime et que la mortalité des premiers surpasse celle des autres. Il ne faut pas cependant confondre avec ceux-là, ces enfants de l'amour qui naissent d'amants vertueux d'ailleurs, mais que l'empire des sens et non du libertinage a entraînés.

Que les femmes fécondées hors d'état du mariage sont souvent privées, pendant leurs couches, des soins nécessaires, et que cette situation devenant plus pénible encore, par les inquiétudes les plus vives sur l'avenir, leur santé éprouve des atteintes difficiles à réparer.

Enfin, qu'une femme ainsi fécondée, lors même qu'elle a engendré un ou deux enfants, est presque toujours perdue pour le progrès de la population, parce qu'elle ne possède pas assez de charmes pour faire de nouvelles conquêtes. Ne pouvant et n'osant se livrer elle-même aux désirs des libertins, elle y conduit l'innocence qu'elle sait trahir par mille ruses.

A ces suites de libertinage, lesquelles se sont fait ressentir dans tous les temps avec plus ou moins de force, se joint une calamité qui semble l'emporter sur les autres. Le virus syphilitique se glisse jusqu'au sein des familles, et si le génie de l'humanité ne permet pas de découvrir un jour, comme pour la variole et la rage, un moyen de rendre l'homme insensible à l'infection, il faudra renoncer à l'espoir de l'extirper.

Il n'est pas étonnant que cette masse de conséquences ayant frappé les gouvernements, ils aient cherché à détruire le libertinage, afin de ne pas avoir à en déplorer les suites.

Si l'impossibilité bien reconnue d'abolir la débauche nous force de regarder les femmes publiques comme un mal nécessaire, surtout dans les grandes cités, il faut au moins que la prostitution soit soumise à toute la surveillance de la police. Or, cette condition ne peut être facilement remplie sans que les femmes exercent leur trafic dans des lieux désignés à cet effet et non ailleurs. Ces lieux convenablement organisés offrent de nombreux avantages. (Voir le volume du commerce sexuel).

Les lieux de débauche diminuent la profession des célibataires et même des hommes mariés à entretenir des maîtresses. Outre que l'exemple des femmes entretenues est beaucoup plus dangereux pour l'innocence que ne l'est celui des femmes publiques, le mal vénérien est, toute proportion gardée, beaucoup plus commun parmi les premières que parmi celles-ci. On ne peut compter sur la fidélité d'une femme qu'on achète ; et telle concubine comblée de bienfaits, de son amant, cherche encore à augmenter ses revenus qui ne suffisent jamais à son insatiable vanité. Ajoutez à cette vérité l'espèce d'indépendance dans laquelle vivent les fem-

mes entretenues, indépendance qui les soustrait à l'œil de la police et aux reproches
des hommes qu'elles peuvent tromper, et
l'on sera moins surpris d'apprendre que les
dangers auxquels est exposée la santé, lorsqu'on la compromet avec des femmes ga-
lantes, sont plus grands que lorsqu'on la risque avec des filles publiques.

Un des premiers inconvénients qu'entraîne
la prostitution est, sans contredit, de contri-
buer chez la jeunesse au développement d'un
instinct qui, bientôt, ne connaissant plus de
bornes, s'exalte et s'affaiblit avant le terme
prescrit par la nature et ne laissant qu'une
dépravation physique et morale. C'est sans
doute cette considération qui, dans les grandes villes, aura principalement contribué à
faire consigner aux femmes publiques certains quartiers ou certaines rues pour exercer leur profession. On espérait ainsi déro-
ber plus facilement aux yeux de la multitude
le scandale occasionné par la prostitution et
éloigner les adolescents des lieux consacrés
au vice.

XIV

L'adultère

Il est peu d'hommes qui se marient en ayant la ferme résolution de demeurer, jusqu'à leur mort, fidèles à leurs femmes ; cependant ils ne se doutent pas qu'elle-même garde sa foi intacte.

Au contraire, il est rare qu'une jeune fille épouse un homme en complotant de le tromper.

Or, il arrive souvent que la vie conjugale, ses soucis, ses responsabilités, et aussi ses joies commodes, assoupissent la sexualité de l'homme qui reste fidèle parce que l'infidélité ne le tente plus.

Et, au contraire, les désillusions du mariage, les blessures que lui a causé son

mari, incitent la femme à rechercher de 1
consolations, une griserie. Elle rencontre un
homme qui plaît à ses sens éveillés et non
contentés par l'époux et elle se précipite
dans l'adultère.

La morale admise attribue à la faute de la
femme une gravité bien plus grande qu'à
celle de l'époux. Le meilleur argument que
l'on cite pour défendre cette assertion repose
sur ce que la femme peut apporter un enfant
étranger dans la famille, ce qui, dit-on, ne
saurait exister lors de l'infidélité du mari.

C'est jouer sur les mots. Lorsque l'époux
a une liaison suivie au dehors du mariage et
qu'il a des enfants adultérins, le tort qu'il
cause à l'épouse et aux enfants légitimes
n'est pas niable. De plus, il est coupable
vis-à-vis de la progéniture naturelle, car
quelques soins qu'il leur consacre, il n'est
pas en mesure de leur donner une situation
honorable, égale à la sienne et à celle de ses
enfants légitimes.

S'il s'agit de passades, à examiner rigoureusement les choses, faute du mari, faute de

l'épouse, se valent. A notre époque où les préservatifs des suites amoureuses sont si profondément entrés dans les mœurs, on ne saurait admettre que la femme qui a des amants, risque plus la maternité qu'avec son mari, c'est l'inverse qui est la vérité.

En réalité, l'homme n'est si sévère au sujet de l'infidélité de la femme que parce qu'il s'en arroge la possession et qu'il considère l'infidélité de l'épouse comme un dommage qu'on lui fait, alors que lui se juge absolument libre de sa personne et n'admet pas que l'on puisse exiger sa possession complète.

On objectera que la nature de l'homme exige le changement pour que ses facultés viriles ne s'affaiblissent pas.

A cela nous répondrons que c'est là précisément le but théorique du mariage.

Dans la pensée des anciens législateurs religieux qui instituèrent le mariage indissoluble et comportant la fidélité rigoureuse des deux sexes, l'on regardait les époux s'aimant passionnément au début de leur union, puis à mesure que la venue des enfants, le temps et l'habitude calmaient les sens, l'homme et la femme reportaient leurs énergies sur tout ce qui touchait à l'amélioration de la famille et s'affranchissaient peu à peu du joug passionnel pour arriver à la chasteté de l'âge mûr et de la vieillesse.

Les excitations de la vie civilisée, les habitudes sensuelles que l'homme prend dès son enfance, la plupart du temps vicieuses, font que cet idéal du mariage est très peu souvent mis en pratique. L'homme veut goûter des joies sexuelles aussi longtemps que sa virilité ne lui fait pas défaut et comme il se lasse de sa femme, il court à d'autres.

La jalousie et l'amour-propre furent les premiers à réprouver la communauté des femmes, à faire du mariage une institution stable.

Au temps de Diogène, un débauché disait à ce philosophe : « Les femmes sont communes, c'est la loi de la nature. »

Diogène lui répondit :

« Les viandes qu'on sert à table sont

communes d'abord, mais dès que les portions sont faites et distribuées, tu aurais perdu toute pudeur et toute honte si tu allais prendre sur son assiette la part de ton voisin.

« Le théâtre est commun à tous les citoyens, mais sitôt que les places sont prises, tu ne peux, ni ne dois déplacer ton voisin pour prendre la sienne. »

D'un autre côté, Hérodote a dit, à propos de la guerre de Troie, engagée par les Grecs pour reconquérir la belle Hélène : « Enlever des femmes est sans doute le fait d'hommes coupables ; mais se venger de l'enlèvement est d'un sot, car il est clair que, si elle a été enlevée, c'est qu'elle l'a bien voulu ! »

La mauvaise idée qu'on a eu de tout temps de la fidélité des femmes, a fait naître partout des apologues satiriques contre leur inconstante mobilité. Hérodote nous raconte l'aventure de ce roi d'Egypte, lequel ayant perdu la vue et ne pouvant la recouvrer qu'en se lavant les yeux avec l'urine d'une femme fidèle à son mari, fut obligé d'en essayer des milliers avant d'en trouver une qui remplît ces conditions.

La Fontaine a résumé l'opinion des hommes de son temps en fait d'adultère :

> Quand on le sait, c'est peu de chose.
> Quand on l'ignore, ce n'est rien.

La nature a poussé les sexes l'un vers l'autre par un attrait irrésistible, puis elle les a abandonnés à eux-mêmes en leur laissant le soin de se débrouiller. De tout temps, on a bien essayé, après avoir établi le lien du mariage, de le modifier, et malgré cela tous les siècles sont venus se plaindre les uns après les autres et toujours la plainte de la femme arabe est vraie : « Avant d'être mariée, il léchait la trace de mes pas, aujourd'hui il me fait labourer ! »

Diogène répondait à quelqu'un qui lui demandait s'il fallait prendre femme :

« Si elle est riche, elle te dominera ; si elle est pauvre, elle te ruinera ; si elle est laide, elle te déplaira ; si elle est belle, elle te trompera ! »

XV

Des moyens d'éluder la conception

Il n'est pas possible d'exiger que l'homme
et la femme observent dans le mariage une
chasteté quasi perpétuelle. D'un autre côté
il n'est pas moins impossible que la femme
devienne mère à chaque fois qu'elle a des rapports avec son mari, ce qu'elle risque toujours
lorsqu'elle est en bonne santé et vigoureuse.

Il est bien une période où théoriquement
elle est naturellement stérile, mais le rapport
entre la production des ovules est si court,
chez certaines femmes, si rare chez certaines
autres, si variable chez toutes que l'on ne
saurait se baser sur son existence pour supposer le coït possible sans entrave et aussi
sans résultat.

Pendant les vingt ou vingt-cinq années

qu'une femme est féconde, elle ne saurait mettre un enfant au monde, l'allaiter et l'élever en de bonnes conditions. D'ailleurs le pourrait-elle, il serait impraticable au père, d'instruire, de nourrir et de caser dans l'existence une si nombreuse progéniture.

D'un autre côté, il est des unions de sujets malingres, affligés de tares héréditaires, qu'il est cruel de condamner au célibat et à qui pourtant, il est insensé qu'il soit permis de mettre au monde une descendance défectueuse appelée à végéter et à souffrir.

Si donc la postérité doit rationnellement être limitée, il faut opter entre les deux seuls moyens au pouvoir de l'humanité ; observer une chasteté absolue, ou régler les conceptions en prévenant celles qui seraient intempestives, par des moyens préservatifs.

Se refuser aux joies conjugales, est à la portée de tout le monde, mais ce n'est pas un procédé fort commode à mettre en usage pour des époux amoureux, ou simplement dans la force de l'âge et que la continence prive et irrite.

Il ne peut être admis comme solution que la femme sache le pacte de chasteté et que le mari répande au dehors son trop plein de vigueur ; car il crée le désordre dans un autre ménage, ou met au monde des enfants sans famille, sans soutien, ou encore il entretient la prostitution.

Il ne reste donc que l'alternative d'user de préservatifs qui permettent au couple de goûter les plaisirs de l'amour, sans avoir à redouter les conséquences.

L'argument des moralistes vieux jeu, contre la prophylaxie anticonceptionnelle, est que si cette pratique devient générale et courante, l'humanité risque de disparaître, hommes et femmes se refusant désormais de procréer.

C'est une erreur manifeste, les moyens préservatifs comportent tant d'ennui et de gêne que les couples transgresseront toujours suffisamment les lois édictées par la prudence. D'ailleurs l'enfant n'est redouté par la plupart des êtres que parce que l'on craint une trop nombreuse famille, et les époux sont bien rares qui ne souhaitent pas quelque enfant pour une foule de considérations qui, réunies, forment ce que l'on peut appeler l'instinct familial.

Les dangers de la prophylaxie anticonceptionnelle sont divers. Pour l'homme, l'emploi du condom peut, s'il n'y est pas accoutumé, diminuer son plaisir pendant l'action, mais il n'est pas de nature à lui causer quelque grave préjudice.

Le procédé consistant au retrait prématuré du penis des organes féminins lui apporte un ébranlement nerveux très préjudiciable.

En général toutes les pratiques voluptueuses ou prudentes qui tendent à prolonger le plaisir et à retarder ou à supprimer l'éjaculation, qui naturellement doit survenir très vite, après l'éveil du désir, sont funestes à l'homme et plus ou moins dangereuses selon son tempérament.

Pour la femme, le cas est différent. Chez elle, la volupté peut durer très longtemps sans lui faire mal et peu importe à sa santé que la liqueur séminale pénètre ou non en sa matrice au moment du coït.

Le danger de la prophylaxie anti-conceptionnelle réside pour elle dans le procédé de l'injection. Celle-ci, pour n'être pas absolument funeste, ne doit être pratiquée qu'à l'eau tiède pure ou seulement un peu alcoolisée. Toute autre injection irrite et blesse les muqueuses, et est inutile puisque le but à atteindre n'est pas de détruire les spermatozoïdes, mais de les expulser du vagin. Les injections doivent surtout être abondantes et fortes, la femme étant dans la position horizontale. Pratiquées de cette manière les ablutions faites loin de l'époque des règles ne peuvent pas être nuisibles.

Il n'en va pas de même au moment des menstrues ou peu après leur cessation. Faites à l'eau froide, elles sont dangereuses, à l'eau tiède elles peuvent exagérer l'écoulement naturel ou le rappeler s'il est terminé.

Très souvent les maladies de l'utérus et du col n'ont pas d'autres raisons que les injections imprudemment pratiquées.

Ajoutons que l'injection froide faite sur des muqueuses congestionnées par les jouissances récentes et souvent interrompues, cause une réaction des plus pernicieuses dans tout l'individu, et qu'elle est aussi funeste pour la femme au point de vue cérébral et général que l'est pour l'homme le coït interrompu.

La religion chrétienne a placé dans la main de son Dieu la faculté d'accorder ou de refuser la descendance, elle ne reconnaît pas à l'homme le droit de restreindre sa postérité.

Cette idée a des résultats les plus funestes puisqu'elle a pour conséquence de mettre au monde une foule d'êtres qui sont destinés à une existence presque impossible ou à d'intolérables misères physiques.

Si l'on rejette les préjugés et que l'on ne soit pas soumis à des prescriptions religieuses strictes, il paraît évident que le droit de conception à volonté doit appartenir à l'homme et surtout à la femme, qui dans la procréation soutient le rôle le plus lourd.

Le précepte de morale d'accord avec les conditions sociales actuelles est indubitablement celui-ci : l'on ne doit mettre au monde que des enfants que l'on peut élever et que l'on peut supposer devoir naître sains et vigoureux. Donner la vie lorsque l'on est incapable de subvenir à l'existence de sa descendance jusqu'à l'âge adulte, ou quand on est attaqué de maladies qui peuvent transmettre aux enfants des tempéraments défectueux est un crime.

Maintenant, cette loi que nous reconnaissons, ne nous empêche pas d'être persuadés que le meilleur moyen de ne point procréer, lorsqu'on ne saurait le faire sans danger pour sa progéniture, serait de demeurer strictement chaste.

Et, bien que nous ne puissions nier que ce procédé soit presque impossible à réaliser actuellement où les passions sexuelles sont partout, toujours et chez tous plus ou moins surexcitées, nous croyons qu'un jour viendra où l'individualisme, qui certainement a aussi ses mauvais côtés, aura raison de l'inconcevable prodigalité sexuelle, dont la plupart des humains font montre aujourd'hui.

XVI

Les enfants adultérins. Enfants naturels

L'enfant né d'une façon adultérine d'une femme mariée, ne saurait être considéré comme adultérin puisque la loi attribue la paternité au mari.

Cependant si ce dernier est en état de prouver qu'il n'a pas cohabité avec sa femme en temps voulu, il peut dénier sa paternité.

L'enfant né d'une femme non mariée et d'un père marié, au moment de la naissance, est adultérin, il lui est interdit de porter le nom de son père et celui-ci est inapte à le reconnaître devant la loi.

Les enfants naturels sont ceux qui sont nés de parents non mariés ensemble et n'ayant aucun lieu légal chacun de leur côté.

Le père et la mère sont tenus de faire déclarer à l'état civil, la naissance de cet enfant, mais ils ne sont pas obligés de le reconnaître et la déclaration peut porter — père et mère inconnus. — Le père ou la mère peuvent reconnaître séparément leur enfant. Le père ne saurait déclarer le nom de ia mère sans le consentement de celle-ci, et réciproquement.

Aucune femme mariée ne saurait déclarer un enfant sans son mari, sans en attribuer par ce fait la paternité à celui-ci.

Aucun homme marié ne peut reconnaître un enfant né d'une autre femme que son épouse.

L'enfant naturel reconnu par son père, hérite du quart du bien de celui-ci. Il en est de même lorsque le père se marie après la naissance de son enfant naturel reconnu et celui-ci peut faire valoir ses droits à la succesion de son père même s'il y a des héritiers légitimes.

FIN

TABLE DES MATIÈRES

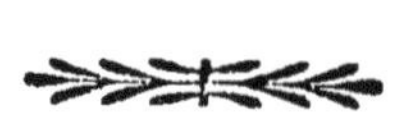

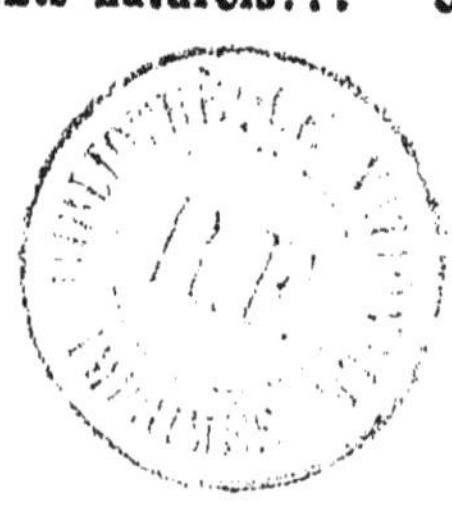

www.ingramcontent.com/pod-product-compliance
Ingram Content Group UK Ltd.
Pitfield, Milton Keynes, MK11 3LW, UK
UKHW031836170726
13836UKWH00004B/1719